L'Abbé ROUSSELOT

# L'ÉDUCATION DE L'OREILLE

## DANS LA SURDITÉ

(AVEC 12 FIGURES.)

CLERMONT (OISE)
IMPRIMERIE DAIX FRÈRES
3, PLACE SAINT-ANDRÉ, 3

1903

INSTITUT

DE

# Laryngologie et Orthophonie

Établissement honoré de subventions

DU CONSEIL MUNICIPAL DE PARIS ET DU CONSEIL GÉNÉRAL DE LA SEINE

**GRAND PRIX (Exposition universelle de 1900).**

*Directeurs scientifiques :*

**Marcel NATIER**  et  **Abbé ROUSSELOT**

Docteur en médecine.  Docteur ès lettres.

*Administrateur :*

**Fauste LACLOTTE**

Licencié ès lettres.

**6, Quai des Orfèvres, 1ᵉʳ, PARIS**

TÉLÉPHONE : 264.13.

Grâce à une science nouvelle, la *Phonétique expérimentale*, qui a ouvert à son principal auteur, M. l'abbé ROUSSELOT, les portes du Collège de France, après lui avoir mérité, à deux reprises, le prix Volney, à l'Institut, on arrive, aujourd'hui, à définir avec précision et à corriger aussi *rapidement* que *sûrement* les vices de prononciation, les défauts d'oreilles et les troubles respiratoires d'origine fonctionnelle.

C'est pour atteindre ce double but que, mettant en commun les connaissances du linguiste et celles du médecin spécialiste, — collaboration désormais indispensable, — le Dʳ Marcel NATIER et l'Abbé ROUSSELOT ont fondé l'*Institut de Laryngologie et Orthophonie*. Là sont conjointement et simultanément soignées les maladies du **Nez**, des **Oreilles**, du **Larynx** et des **Poumons**, et les affections telles que : **Surdité, Surdi-mutité, Audi-mutité, Bégaiement, Zézaiement, Chuintement, Nasonnement, Enrouement, Aphasie**, et, en général, tous les **Troubles de la Parole** congénitaux ou acquis, y compris ceux dus à des becs-de-lièvre, à des perforations ou à des divisions du voile du palais.

En outre, on y enseigne : la **Prononciation des langues vivantes** (française aux Etrangers et étrangères aux Français), la **Diction** ; on rectifie la **Voix** ; on développe la **Respiration**, en vue du chant et de la parole publique. Enfin, on traite certaines affections : **Anémie, Asthme, Coqueluche, Chorée, Tics, Neurasthénie, Rachitisme, Infériorité physique et intellectuelle, Tuberculose, Ozène**, etc., alors qu'il a été reconnu que la cause en était due à une respiration défectueuse ou insuffisante.

L'importance de cette œuvre, de création assez récente, se trouve cependant déjà consacrée puisque, d'une part, l'Abbé ROUSSELOT a reçu à l'Exposition universelle de 1900, un **Grand Prix** pour l'ensemble de ses travaux ; que le Dʳ Marcel NATIER vient d'être nommé **Chevalier de la Légion d'honneur** et que, d'autre part, le Conseil municipal de Paris et le Conseil général de la Seine allouent à l'*Institut* des **SUBVENTIONS ANNUELLES.**

AVIS. — L'INSTITUT *est ouvert tous les jours de 8 heures du matin à 7 heures du soir.*

*L'examen des cas nouveaux a lieu sur rendez-vous ou chaque soir de 5 à 7 heures.*

*Les malades sont reçus, même pour un simple diagnostic. Ils peuvent se faire accompagner de leur médecin auquel sera toujours réservé le meilleur accueil.*

*Extrait du* **BULLETIN OFFICIEL**
des Sociétés Médicales d'arrondissement de Paris et de la Seine
N° 5. — Mars 1903.

# L'ÉDUCATION DE L'OREILLE

## DANS LA SURDITÉ [a]

### AVEC 12 FIGURES.

*(Travail de l'Institut de Laryngologie et Orthophonie de Paris.)*

---

La méthode que nous employons contre la surdité comporte trois opérations : un examen acoustique qui nous permet d'établir un diagnostic certain, une période d'épreuve qui nous autorise à porter un pronostic probable, enfin le traitement.

I

L'examen a pour but de déterminer le champ auditif en étendue et en profondeur, c'est-à-dire de faire connaître tous les sons simples perçus par l'oreille malade et le degré d'intensité qu'ils doivent avoir pour être perçus.

Cet examen se fait à l'aide de diapasons (*Fig.* 9) qui, s'ils sont convenablement ébranlés, ne donnent que des sons simples. Une série complète de diapasons depuis les plus graves jusqu'aux plus aigus est nécessaire pour un examen complet, mais dans le plus grand nombre des cas une précision absolue n'est pas de rigueur. Nous nous contentons le plus souvent de simples sondages plus ou moins rapprochés, nous réservant d'apporter une attention spéciale sur les points qui paraissent la réclamer.

Il est facile de constater si un diapason est entendu ou non.

La mesure de l'intensité demande un peu plus de soin. Nous avons employé deux moyens : ou bien nous mesurons la distance au delà de laquelle un diapason cesse de se faire entendre,

---

(a) D'après une communication à la *Société médicale du VII° Arrondissement*, par le D' Marcel NATIER au nom de M. l'abbé ROUSSELOT.

ou bien nous comptons le nombre de minutes pendant lequel une oreille normale continue à percevoir le son du diapason après l'oreille malade.

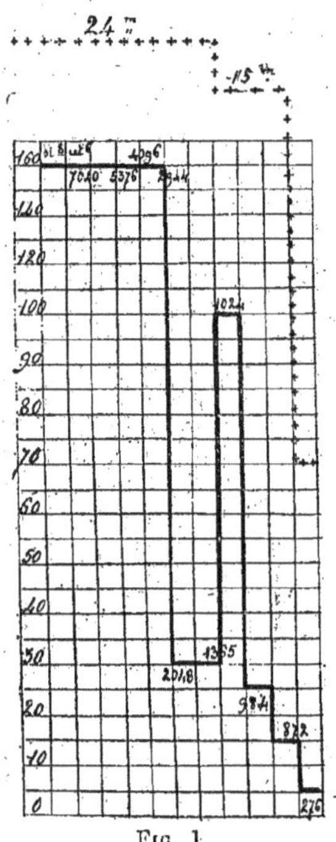

Fig. 1.
(*Malade A*)

*Champ auditif.* La ligne croisillée marque la limite d'audition d'une oreille normale pour les diapasons considérés ; la ligne pleine, celle de l'oreille malade.

La proportion n'est pas gardée dans le tracé de cette limite pour les notes aiguës, laquelle s'étend jusqu'à 24 et 15 mètres.

Les chiffres placés à gauche de la figure donnent la distance en centimètres ; ceux épars le long du tracé marquent le nombre de vibrations simples des diapasons.

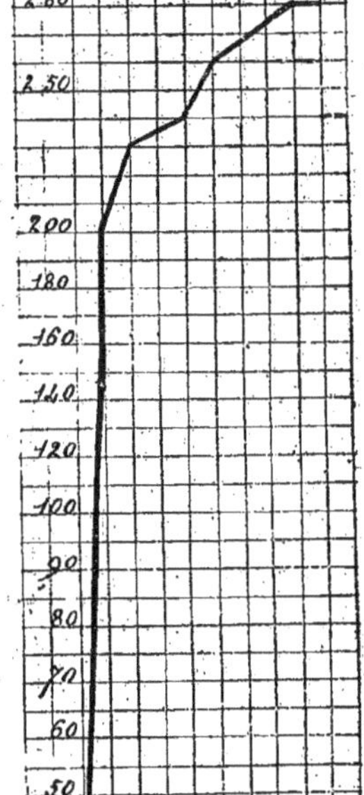



Fig. 1'.
(*Malade A*)

Progrès accomplis jour par jour entre le 21 et le 30 novembre.

La distance d'audition a été portée de 30 cm. à 2 m. 80.

(Cf. fig. 1)

Les distances sont données par les chiffres de gauche ; les dates, par ceux placés au bas de la figure.

L'examen fait est traduit par un graphique qui représente aux yeux d'une façon très expressive l'état du champ auditif, comme par exemple les figures 1, 2, 3, 4 et 8.

Il est alors facile de faire le diagnostic d'un mal qui échappe
à nos moyens habituels d'information.

Le graphique présente deux formes typiques : ou il accuse

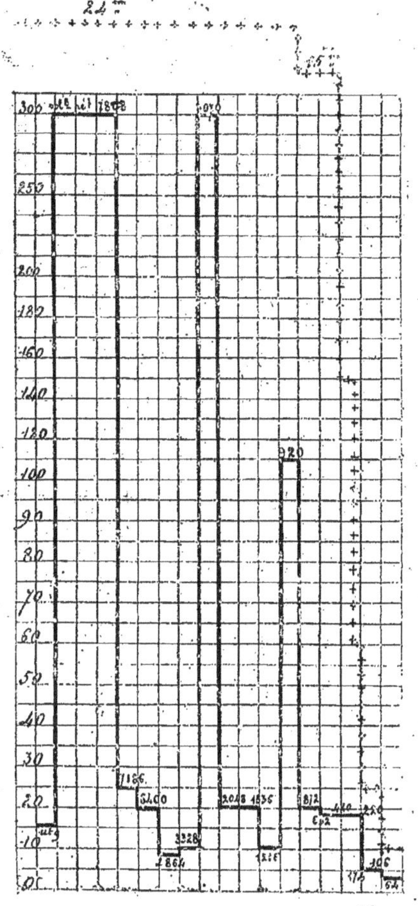

FIG. 2.

*(Malade Puv.)*

*Champ auditif.* Pour la lecture du tracé, voir figure 1.

une diminution régulière et progressive soit vers les notes aiguës, soit (ce qui est plus commun) vers les notes graves, ou

des deux côtés à la fois ; ou bien il montre des trous, des lacunes, à côté de régions bonnes ou moins touchées.

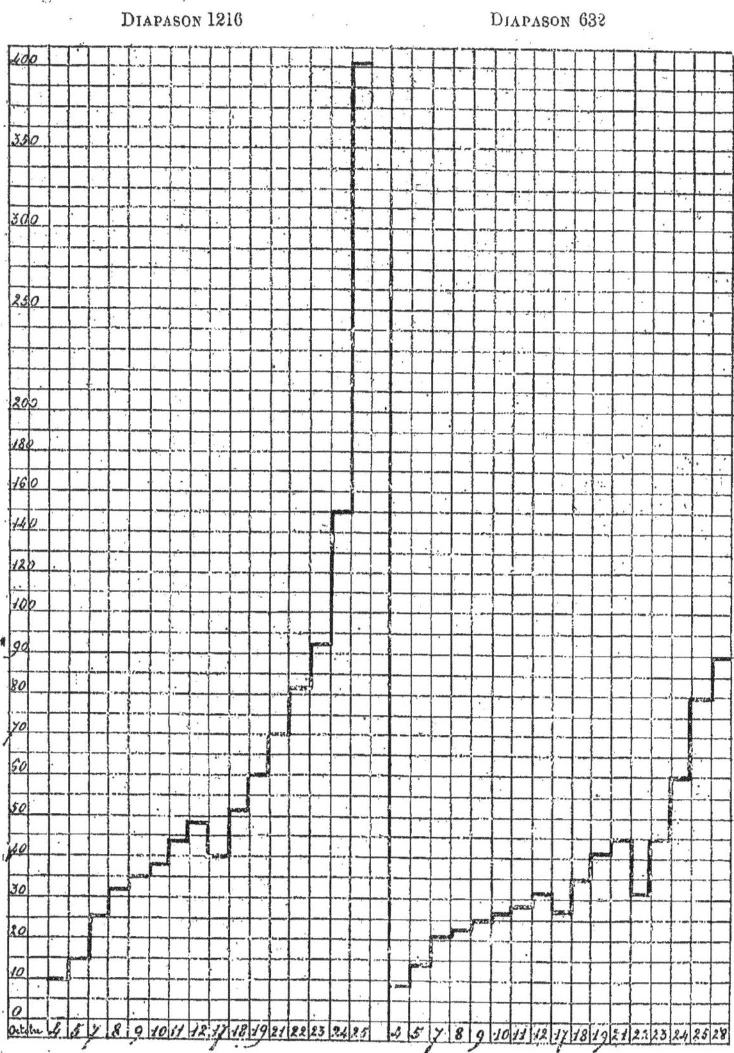



FIG. 2'.
(*Malade Puv.*)
Progrès pour les deux diapasons 1216 et 632.

Dans le premier cas, on est en droit d'accuser l'appareil de transmission ; ce sont les muscles du marteau et de l'étrier qui n'accomplissent pas suffisamment l'accommodation aux sons graves, par le relâchement du tympan, aux sons aigus, par sa tension.

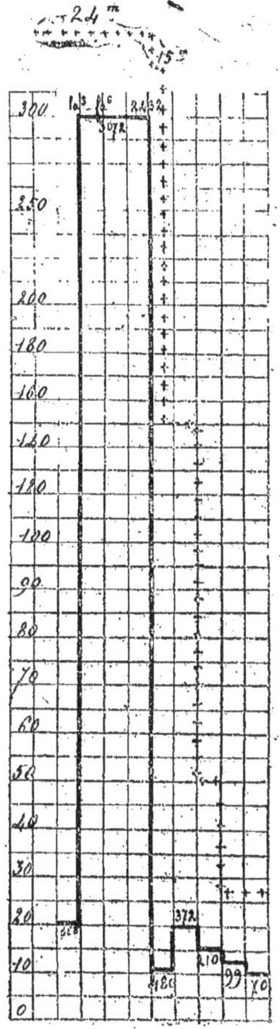

Fig. 3.
(*Malade D.*)
*Champ auditif.*

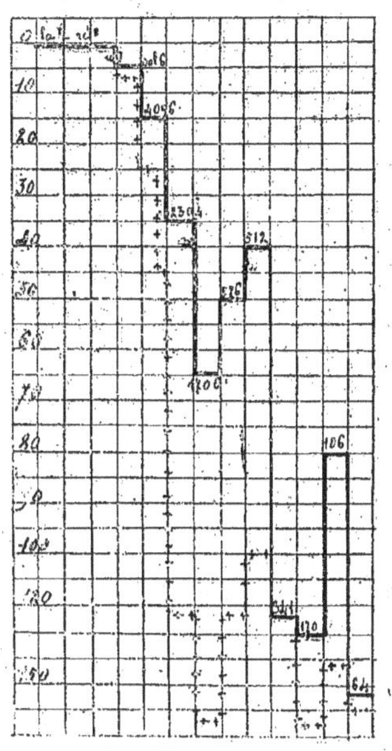

Fig. 4.
(*Malade B.*)

*Champ auditif.* Ce qui manque au malade correspond à la partie du tracé comprise entre la ligne zéro et le croisillé.

Les chiffres de gauche marquent les secondes. La valeur auditive de l'oreille pour chaque note est mesurée par la distance qui sépare le tracé de la ligne croisillée.

Ainsi, pour la note 2304, par exemple, le malade possède les 2/3 environ du champ auditif. Il lui manque 1/3.

Dans le second cas, le mal est dans l'appareil de réception, dans le nerf auditif, dont quelques parties ont été touchées plus que les autres. Il faut, en effet, se représenter l'organe récepteur

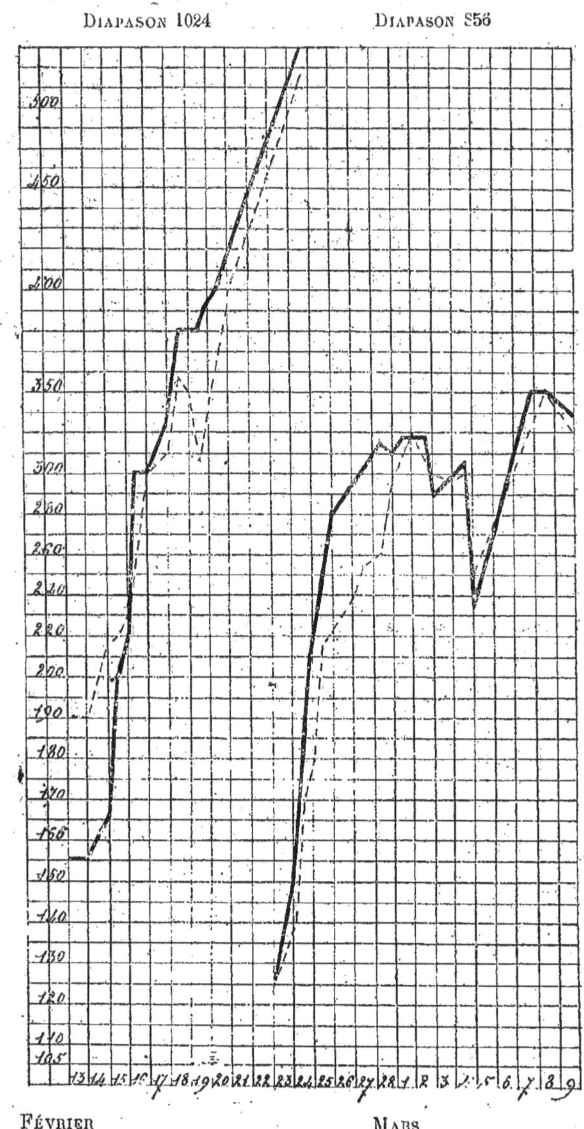



Fig. 4'

(*Malade B.*)

Progrès pour les diapasons 1024 et 856.

comme un pinceau nerveux dont chaque fibre est destinée à des sons particuliers.

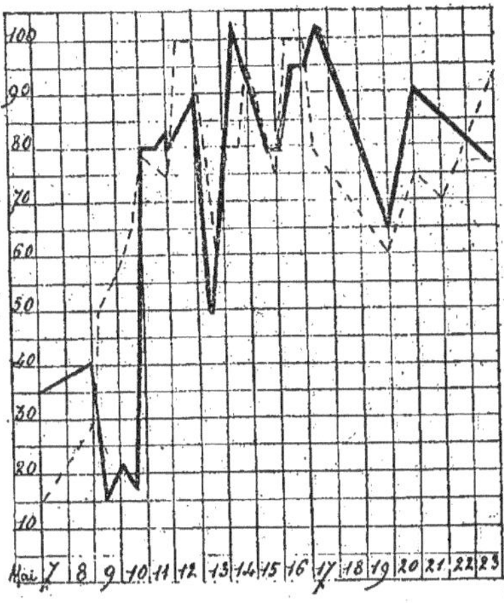

MAI

FIG. 5.

(*Malade H.*)

Progrès dans l'audition de la note *la*$_1$, (213 v. s.).

La ligne pleine représente l'*oreille droite*; la ligne pointillée, l'*oreille gauche.*

On voit que le progrès a subi des oscillations variées.

## II

La période d'essai nous renseigne sur la vitalité des parties

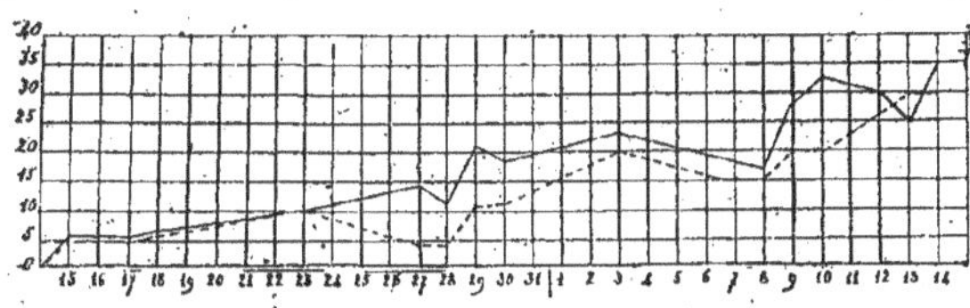

JANVIER                    FÉVRIER

FIG. 6

(*Malade P.*)

Progrès réalisé dans l'audition du tic-tac d'une montre.

*Oreille droite* : ligne pleine. *Oreille gauche* : ligne pointillée.

Le tic-tac de la montre, qui n'était plus entendu depuis une quinzaine d'années, a été perçu le 15 janvier à 0 m. 06 et le 15 février, à 0 m. 35. Une oreille normale n'entend cette montre que jusqu'à 0 m. 55.

malades de l'oreille et sur son aptitude à recevoir une éducation appropriée. Comme l'état général des sourds est le plus souvent défectueux, il est utile, pendant cette période, de travailler à son amélioration. D'ordinaire, on est vite renseigné. Mais il ne faudrait pas se décourager si les premiers résultats paraissaient défavorables. En tout cas, une quinzaine est ordinairement suffisante.

### III

Le traitement se fait, comme l'examen, à l'aide de diapasons.

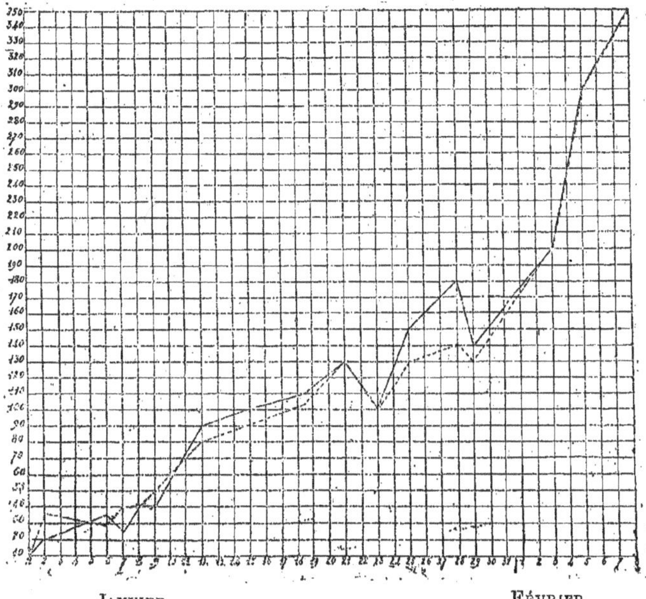


Fig. 7
(*Malade P.*)
Progrès réalisé dans l'audition distincte des syllabes *pa* et *ba*.
*Oreille droite* : ligne pleine. *Oreille gauche* : ligne pointillée.
Ainsi, en 39 jours, le champ de perception, nul au début, a atteint un rayon de 3 m. 50.

Une fois une perte ou une lacune constatée, on choisit le diapason correspondant à la note faiblement entendue, et l'on s'applique à masser le muscle ou à réveiller le nerf. Si le son du diapason seul ne suffit pas, on le renforce à l'aide d'un résonateur. Une amélioration que nous avons réalisée dans ces derniers temps, a été d'entretenir le diapason électriquement devant le résonateur et de conduire le son à l'oreille malade à l'aide d'un tube de caoutchouc. Les sourds affectionnent ce procédé, qui, pour une oreille saine, serait plutôt désagréable.

Les résultats n'ont jamais été nuls, et nous pouvons croire que, s'ils ont été plusieurs fois insuffisants, ç'a toujours été par manque de persévérance de la part des malades trop pressés.

Les progrès sont figurés à l'aide de courbes dont l'aspect encourage le sourd et dicte au médecin la marche à tenir. (Comparez : Fig. 1, 1' ; — Fig. 2, 2' ; — Fig. 4, 4' ; — Fig. 5).

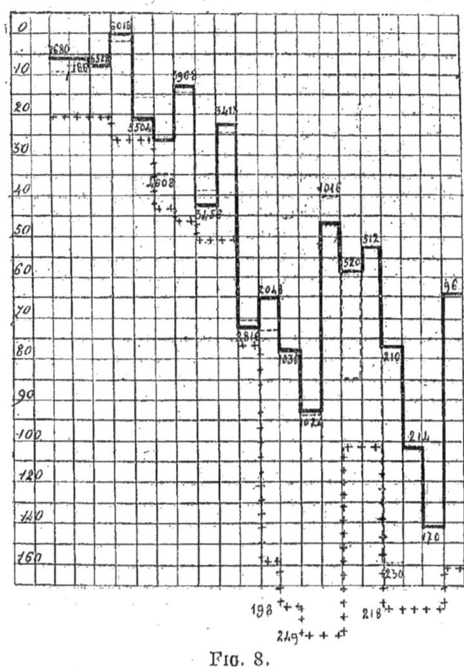

Fig. 8.

(*Malade P.*)

*Champ auditif.* Pour la lecture du tableau, se reporter à la figure 4.

Le sourd est toujours charmé d'entendre des sons et des bruits auxquels il était déshabitué. Comparez le progrès dans l'audition du tic-tac de la montre (Fig. 6.)

Mais ce qu'il y a de plus encourageant, c'est le progrès dans l'audition de la parole. (Voyez Fig. 7, pour les syllabes *pa* et *ba*.)

La malade A (fig. 1), au début du traitement, n'entendait pas à 2 m. de distance : *ou, eu, an, pa, va, cha* ; elle confondait *u* avec *é, on* avec *o, ka* avec *da, ga* avec *la, fa* avec *un, ja* avec *ʒa, ma* avec *na ; pla,bla, kla, gla, fla* avec *la.* Or, en moins d'un mois, toutes les combinaisons syllabiques étaient entendues correctement à 3 m. 50.

Le malade P..., (fig. 2 et 2') n'entendait d'abord à 20 cm. que *a, o, eu, é, i, ɼa, ba, da, ka, vɹa, sa, la, ma, ra,* il n'entendait pas *ou, u, an, on, un, in, tɹa, ga, fa, ʒa, cha, ja, na,* ni les groupes composés de consonnes. En 25 jours, il arriva à ne faire aucune faute à 70 cm.

La malade D., (fig. 3), faisait au début 10 fautes sur les éléments de la parole. Huit jours après, elle n'en faisait plus.

*Discussion* :

M. LUC. — J'ai écouté avec un intérêt sympathique la communication de M. Natier, car je suis de la catégorie des découragés en pareille matière, et j'accueille avec grand plaisir toutes les découvertes qu'on peut faire dans cet ordre d'idées. Mais j'aurais voulu plus de détails dans la technique, une observation plus longue des malades. N'y a-t-il pas là quelque chose de temporaire ? Il me paraît bien difficile d'admettre que des lésions matérielles, organiques, puissent être modifiées par des agents thérapeutiques purement fonctionnels, comme les sons d'un diapason.

M. NATIER. — Notre expérience sur la valeur des exercices acoustiques méthodiques est, jusqu'à ce jour, encore assez restreinte. La méthode, toutefois, a donné les résultats les plus encourageants. Il s'agit, en réalité, d'une gymnastique raisonnée de l'ouïe et d'un massage précis des différentes parties qui concourent à l'accomplissement de cette fonction.

Or, pourquoi, les choses ici, se passeraient-elles autrement qu'elles se passent pour d'autres organes — les articulations par exemple — qui récupèrent et conservent leurs mouvements dans des conditions analogues ? Qu'a fait jusqu'ici et que fait quotidiennement encore l'otologie courante contre la surdité réelle ? Rien, absolument rien. A-t-elle obtenu même ces effets temporaires dont on nous parle ? Et, sur quels principes scientifiques s'est-on fondé pour les expliquer ?

Notre collègue vient de faire allusion aux cas où existent des lésions matérielles et organiques ; il a pleinement raison de les signaler. Mais nous désirons être bien compris, car nous ne voudrions pas qu'on nous fît dire plus que nous n'avançons réellement. Nous sommes les premiers à reconnaître qu'il con-

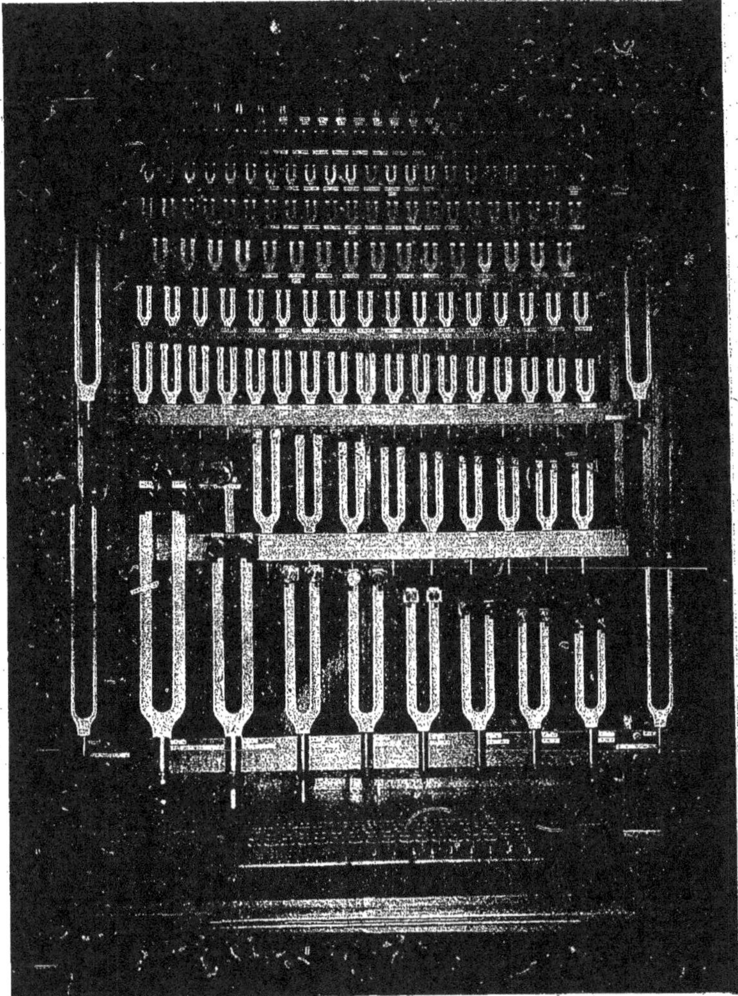

FIG. 9.

TONOMÈTRE UNIVERSEL DE R. KOENIG.

Ce TONOMÈTRE, œuvre unique au monde, est une collection complète de diapasons, allant, de vibration à vibration, depuis 32 v. s. jusqu'à 8192 et suivant les intervalles de la gamme jusqu'à 180.000. Cet admirable outil nous permet de fouiller complètement une oreille dont pas une fibre ne peut échapper à notre investigation et de délimiter avec la plus rigoureuse précision le champ auditif du sourd.

vient d'être très réservé quand on aborde certaines questions, comme celle de la surdité, et qu'il faut bien se garder de faire des promesses trop téméraires. Aussi, n'avons-nous jamais prétendu que nous étions dorénavant en mesure de guérir *tous* les sourds. Il y aura constamment des malades de cette catégorie qui demeureront incurables. Nous avons cependant l'assurance parfaite qu'il est possible d'en diminuer le nombre, et d'une manière très appréciable. On a constaté des lésions anatomiques indéniables du nerf acoustique ; elles expliquaient la production de la surdité en même temps que sa persistance.

Mais, ce sont toujours là des constatations *post mortem* ; elles demeurent donc sans valeur pendant la vie. Avec les diapasons, au contraire, on arrive très nettement à se rendre compte, *in vivo*, de la valeur fonctionnelle du nerf auditif. Est-elle entièrement abolie, — chose exceptionnelle, — on est autorisé à ne pas laisser concevoir au patient des espérances chimériques. Existe-t-il des restes auditifs ? L'exacte appréciation de leur étendue servira à formuler, en connaissance de cause, les évaluations pronostiques ; et bientôt le traitement permettra de se faire une idée suffisamment juste de la rapidité et du degré de la guérison à obtenir.

Clermont (Oise). — Imp. Daix frères.

Méthode.

**I. Surdité.** — *Le champ auditif restant est rigoureusement déterminé à l'aide d'une* SÉRIE COMPLÈTE *de diapasons (fig. 9). Puis les lacunes bien constatées, on s'applique à les faire disparaître au moyen d'exercices appropriés. Des malades ont ainsi recouvré la possibilité d'entendre plusieurs gammes qu'ils avaient perdues et ont senti leur ouïe s'améliorer considérablement pour la parole. A côté de résultats excellents, quelques mécomptes dus au défaut de persévérance ou à la perte radicale de l'oreille.*

**II. Mutité.** — *Si le muet entend, la parole lui est enseignée plus ou moins rapidement, — suivant la fidélité de sa mémoire et la vivacité de son intelligence, — mais sûrement.* AUCUN INSUCCÈS.

*Si le muet conserve quelques restes auditifs (cas les plus fréquents), on cultive son oreille en même temps qu'on lui enseigne la parole.*

**III. Vices de prononciation** — *Résultats rapides.* AUCUN INSUCCÈS.

*Si le vice de prononciation est dû à une défectuosité de l'ouïe, on commence par découvrir cette dernière que l'on corrige d'abord pour s'attaquer ensuite à la prononciation.*

**IV. Bégaiement.** — *On détermine exactement, par la méthode graphique, la puissance respiratoire du bègue (fig. A.) ; on institue une gymnastique appropriée ; on suit les progrès de l'amélioration ; on y joint des exercices phoniques. Le succès est certain. Mais sa rapidité dépend, pour une large part, de la coopération volontaire du malade.*

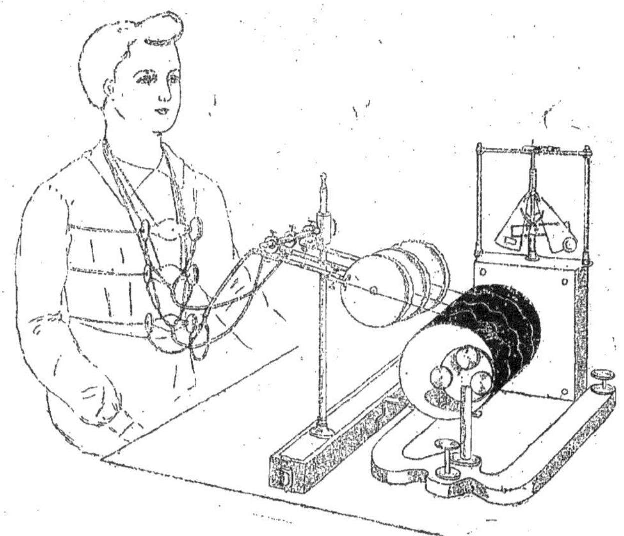

FIG. A.

Appareil enregistreur (de M. l'abbé ROUSSELOT) permettant de prendre, simultanément, le tracé de la respiration à trois niveaux différents.

**V. Insuffisance respiratoire, Neurasthénie, Anémie, Parésie des cordes vocales, Faux adénonisme, Ozène, Tics.** — *Toutes affections qui supposent aussi un trouble respiratoire. La méthode inscriptrice qui permet de contrôler, jour par jour, le résultat obtenu rend la guérison certaine.*

## Outillage.

L'Institut de Laryngologie et Orthophonie possède pour l'examen *complet* et *méthodique* des organes de la Parole, de l'Ouïe et de la Respiration, pour la correction des défauts de prononciation, le rétablissement fonctionnel de l'audition et la guérison des troubles respiratoires, les appareils suivants :

A. — *Des appareils inscripteurs de la parole, des mouvements phonateurs et respiratoires, (cylindres enregistreurs, tambours inscripteurs, ampoules exploratrices, olives nasales, capsules laryngiennes, pneumographes, etc.).*

B. — *Des appareils de démonstration pour la correction des vices de prononciation. (Tambour indicateur, explorateur du larynx, etc.)*

C. — *Des appareils de synthèse pour la reproduction des sons, d'après les courbes obtenues par l'inscription et d'après la composition des harmoniques découverts par l'analyse des courbes. (Grande sirène à ondes, sirène à disque, etc.)*

D. — *Des collections de diapasons permettant d'explorer la faculté auditive pour les sons simples, de vibration à vibration, depuis 32 v. s. jusqu'à 8.192, et suivant les intervalles de la gamme jusqu'à 180.000*

E. — *Des résonnateurs pour tous les sons depuis Si-2 jusqu'à Ut7.*

Tous les appareils acoustiques ont été construits par R. Koenig ; et l'un d'eux, le Tonomètre (fig. 9), est l'œuvre de sa vie. Aucun établissement au monde ne pourrait en montrer un semblable. Resté dans la succession du regretté et savant constructeur, il a dû être disputé à une très riche université d'Amérique. Nous considérons comme un vrai bonheur d'avoir pu le conserver à la France.

---